# BRAMANTE

## FARMACI CONTRAFFATTI

*Medicine adulterate vendute per buone*

Codice ISBN: 978-0-244-15344-1

*Le medicine*

*commercializzate*

*con la propaganda,*

*sono spesso indebolite,*

*se non addirittura contraffatte*

Altre opere dell'autore:

# FARMACI CONTRAFFATTI

*A te, cantante Prince,*

*morto per aver assunto*

*farmaci contraffatti.*

*A te dedico questo libro*

*mentre le grida della tua musica*

*sono qui tra le righe insieme a me.*

*Tu mi hai ispirato a scriverlo.*

# FARMACI CONTRAFFATTI

Farmaci contraffatti

# Note introduttive

di *Gino Infantino*

Questo libro si configura come un'inchiesta al cuore del fenomeno dei farmaci contraffatti, acquistati da ignari consumatori nelle pseudo-farmacie on-line.

La diffusione di medicinali adulterati registra oggi una continua crescita: il fenomeno riguarda sia farmaci generici che di marca e coinvolge sia i paesi in via di sviluppo che quelli industrializzati. La contraffazione dei farmaci ha ripercussioni molto serie in termini di rischi per la salute pubblica e le istituzioni interessate al fenomeno sono chiamate da tempo a porre in essere adeguate azioni di contrasto a tutela della collettività.

Attraverso la presente pubblicazione, realizzata grazie al contributo degli esperti, appartenenti a diverse istituzioni attive in Italia e all'estero, che ogni giorno si confrontano con la problematica, si vuole contribuire alla maggiore conoscenza e alla consapevolezza di un fenomeno rispetto al quale troppo spesso circolano dati e stime poco attendibili.

Il volume analizza, attraverso studi e casi reali, i vari aspetti della contraffazione farmaceutica, vale a dire le radici del fenomeno, le tipologie di prodotti contraffatti in campo farmaceutico, la loro crescente diffusione nei canali non controllati come internet, la normativa, il ruolo delle istituzioni nazionali ed internazionali e le iniziative da queste poste in essere per contrastare l'ingresso sui mercati di "falsi" medicinali.

Gli interessi economici sul settore dei farmaci sono colossali e sono tanti a voler mettere le mani nel paniere.

# Il pericolo è la rete

Da un'indagine effettuata una decina di anni fa è emerso che abbiamo consumato in media una pillola e mezza al giorno. In nove mesi abbiamo acquistato 22 confezioni di farmaci a testa.[1]

---

[1] AIFA (Agenzia italiana del farmaco). È l'istituzione pubblica competente per l'attività che regola i farmaci in Italia.

Tutti malati di sindrome ossessivo-compulsiva nell'assunzione di medicinali per ogni tipo di disturbo senza alcun criterio. Siamo diventati tutti medici di noi stessi e compriamo medicine senza chiedere il parere medico.

Dal rapporto dell'Osservatorio nazionale sull'impiego dei medicinali è emerso che Italia su mille utenti si prescrivono 924 dosi di medicinali ogni giorno. Le farmacie quindi erogano ai clienti quasi due miliardi di confezioni.

Sono 15 milioni gli italiani che consultano siti web alla ricerca di cure per piccoli disturbi di salute. Sono disposti ad assumere farmaci per varie patologie senza chiedere il parere di un medico. Di queste, quasi 9 milioni sono state vittime di notizie false divulgate dalla rete solo nel 2017. Il 53% degli italiani si rivolge al medico, il 32,2% ai farmacisti e il restante gironzola nel web alla ricerca di notizie utili per arrivare al farmaco giusto per la cura di malattie, anche quelle serie. Poi c'è un 2,4% che addirittura si affida ai social network.[2] Questo fenomeno ha avuto un'escalation talmente forte negli ultimi anni da attirare l'attenzione di Amazon, il colosso dell'e-commerce che ha acquistato la Pill-Pack, la farmacia on-line, per 1 miliardo di dollari. È prevedibile, quindi, che vedremo nell'immediato futuro un forte incremento di persone che inizieranno ad interessarsi ai farmaci in rete.

---

[2] Ricerca effettuata da Censis e Assosalute nel dicembre 2017.

Da questo allarme emerge la necessità di informare, ma soprattutto educare correttamente l'opinione pubblica sugli elementi fondamentali per un riconoscimento dei benefici dei medicinali di automedicazione. Nell'ultimo decennio si è visto un aumento di persone che soffrono di mal di schiena, problemi respiratori, congiuntivite, gastrite, mal di stomaco, problemi intestinali, dolori muscolari.

Il Censis dichiara che in Italia 44 milioni di persone sono convinte di potersi curare da sole.

Incuranti dei rischi, sono sempre più italiani che comprano su internet medicinali che poi si rivelano privi del principio attivo necessario a curare, senza la percezione del rischio della truffa. Preferiscono rischiare, a volte anche la vita, pur di risparmiare.

La malavita organizzata gestisce i farmaci; criminali senza coscienza che pensano a fare soldi senza preoccuparsi che gli utilizzatori possono morire. Anche su "Ebay", il famoso sito web ci sono venditori di farmaci falsi. Non dobbiamo stupirci se poi capita che un quarantenne di Treviso muoia dopo aver assunto un falso Viagra. Per questo la Cina è corsa ai ripari applicando la pena di morte ai produttori di medicinali falsi. Le esecuzioni nel Paese sono un segreto di Stato e i tribunali pubblicano solo una parte delle esecuzioni portate a compimento, ma non è dato sapere quante di queste migliaia di esecuzioni riguardano l'articolo 141 (falsificatori di medicinali).

Il mercato dei farmaci fake è un irresistibile business per le mafie di tutto il mondo; basta osservare l'aumento delle farmacie online per capire quanto interesse gira attorno. Medicinali di automedicazione, antibiotici, dimagranti, vitamine, integratori, anabolizzanti, farmaci veterinari, ospedalieri, anticorpi monoclonali e i super farmaci di ultima generazione.

Nel 2016 sono state ben 20mila le farmacie on-line individuate e fatte chiudere, ma il fenomeno è in netta crescita e non sarà affatto facile arginarlo. Nel mondo sono stati sequestrati 12 milioni di medicinali contraffatti. Il

Italia 80mila. Soltanto l'1% dei farmaci venduti on-line è un farmaco vero, secondo le indagini. Ma il dato che più spaventa è quello dell'8,5% che contiene arsenico, vernice, gesso, veleno, cemento. Il 31% dei farmaci venduti on-line non contiene nessun principio attivo. Nel 41% dei casi i consumatori vedono positivamente la possibilità di comprare i medicinali in rete. Ritengono che sia una fonte sicura.[3]

---

[3] Indagine AIFA con Università La Sapienza di Roma condotta su 100 consumatori.

Uno studio realizzato in Inghilterra ha posto in evidenza che il 25% dei medici ospedalieri ha avuto pazienti in cura che hanno assunto farmaci contraffatti o tagliati con sostanze tossiche.

Se accade che la rete web venga presa di mira dai venditori di farmaci contraffatti è perché manca una legislazione per regolamentare la vendita online. Manca la sensibilizzazione nei confronti dei potenziali fruitori di questo mercato. Inoltre mancano i controlli da parte delle autorità pubbliche sui vendi-

tori. Oggi online troviamo ogni cosa, dalle

armi pesanti come gli AK-47 Kalashnikov,

alla cocaina, al crack, alle anfetamine, alla

pedopornografia, ai documenti falsi, agli

omicidi su commissione. Un Far West dove è

possibile vendere, scambiare, comprare di

tutto e pagare con i bitcoin (BTC)[4] per evitare

il rintracciamento. Non vi sono controlli, e

---

[4] Sistema di pagamento elettronico mondiale criptato.

quei pochi che fanno vengono elusi facilmente da sistemi creati appositamente.

Un farmaco che non contenga il principio attivo o che lo contenga in quantità ridotta procura danni alla salute, fino ad arrivare al decesso, in quanto l'ignaro acquirente credendo di curarsi la malattia, stia solo compromettendo lo stato di salute più di quanto non lo facesse prima di iniziare la cura. Inoltre, la produzione di un prodotto contraffatto non ha la necessità di rispettare le norme di Good

Manifacturing Practice[5] imposte al prodotto

autentico. In effetti, qualsiasi difetto o rea-

zione avversa al farmaco non è supportato dal

monitoraggio, qualora dovesse rendersi ne-

cessario un richiamo dal mercato di un pro-

dotto.

Manca la consapevolezza dei rischi a cui

vanno incontro gli sprovveduti acquirenti che

acquistano farmaci on-line. Ovviamente, te-

nendo conto delle dovute eccezioni.

---

[5] Buona pratica di fabbricazione. Sono verifiche ispettive presso le offi-
cine di produzione di medicinali, condotte al fine di accertare che la produzione dei medicinali sia compiuta secondo criteri tecnici e metodologici tali
da garantire la qualità del prodotto fabbricato.

Cos'è che spinge una persona ad acquistare un farmaco sul web piuttosto che nella farmacia sotto casa?

La mancanza di coraggio di trovarsi di fronte al farmacista impone di cercare altrove la soluzione. L'altra ragione è la differenza di prezzo. Nel primo caso la ragione è quasi sempre per l'acquisto di prodotti per la stimolazione dell'erezione maschile. Nel secondo caso è praticamente certo che l'acquirente che va sul web a cercarsi un farmaco non ha intenzione di comprarlo nella farmacia sotto casa a prezzo di listino. Per cui è molto pro-

babile che cadrà nella rete dei contraffattori

in quanto l'acquisto in rete sarebbe spinto

solo dal fattore economico.

Se non verranno prese delle misure restrit-

tive il fenomeno della contraffazione farma-

ceutica diventerà una vera e propria minaccia

planetaria per la salute delle persone.

Come spiega infatti il presidente della società

italiana di tossicologia, Patrizia Hrelia, alla

fine del congresso nazionale della Società italiana di farmacologia.[6]

Nei paesi in via di sviluppo la contraffazione è mirata ai farmaci salvavita, mentre nei paesi industrializzati si orienta più verso le molecole per attività ricreativa, quindi farmaci per la disfunzione erettile, dimagrimento, ma anche antibiotici e antitumorali.

[6] Rimini, ottobre 2017.

Le conseguenze sulla salute, stigmatizzata,

sono "disastrose": infatti il farmaco contraf-

fatto può non avere il principio attivo o essere

addirittura tossico.

Sul fenomeno, prosegue Patrizia Hrelia, in-

cide l'e-commerce: molti soggetti sfruttano la

rete web perché il medico si rifiuta di prescri-

vergli il farmaco, oppure per il prezzo alto o

anche per motivi di imbarazzo. Per combat-

tere la contraffazione, conclude Hrelia, oc-

corre puntare su formazione e informazione.

"Nel nostro Paese c'è una grande ed efficace

rete di controlli per i farmaci salvavita, ma

non è così capillare per altri tipi di farmaci."

# Che cos'è la contraffazione

L'Organizzazione Mondiale della Sanità (OMS) definisce come contraffatto un farmaco, sia esso specialità medicinale o generico, che deliberatamente e fraudolentemente reca false indicazioni riguardo alla sua origine o alla sua identità.

Il decreto legislativo del 19 febbraio 2014 numero 17, contro l'ingresso nella catena della fornitura ufficiale di farmaci falsificati recita: Qualsiasi medicinale che comporta una falsa rappresentazione rispetto a:

- **la sua identità**: imballaggio, etichettatura, denominazione, composizione, in relazione a qualsiasi dei componenti, compresi gli eccipienti, e il relativo dosaggio;

- **la sua origine**: produttore, paese di origine, titolare dell'autorizzazione all'immissione in commercio;

- **la sua tracciabilità**: registri, documenti relativi ai canali distributivi utilizzati.

Al reato di contraffazione si aggiunge la pericolosità, per i consumatori, della resistenza ai farmaci. Quando infatti il principio attivo non è presente in quantità sufficiente, il farmaco uccide solo una parte degli agenti patogeni e quelli che non vengono uccisi sviluppano una capacità di adattamento al principio attivo. A questo punto, nel caso in cui il paziente dovesse ricevere quel farmaco, anche se fosse nella versione originale, l'agente patogeno sarebbe in grado di resistere all'azione e di continuare a infettare l'organismo del paziente ignaro.

Negli ultimi due decenni il fenomeno si è ingigantito notevolmente, al punto da preoccupare la salute pubblica.[7]

Secondo una stima effettuata dall'OMS il 7% di tutti i farmaci commercializzati nel mondo è contraffatto.[8] La categoria invece

---

[7] W. H. Organization. *Counterfeit drugs: report of a joint WHO/IFPMA workshopm,* Geneva; 1992.

[8] The Pharmaceutical Security Institute. General Assembly Meeting at Worldwide Headquarters of Merck & Co, Inc. 1999.

che viene maggiormente presa di mira è quella degli antibiotici, che costituiscono il 45% di tutti i casi segnalati finora nel mondo. Il fenomeno è in continua espansione, ed ora si sta pensando di trovare un rimedio a questa dilagante illegalità.

La contraffazione di medicinali si può suddividere nelle seguenti tipologie:

- falsi perfetti

- falsi imperfetti

- falsi criminali

**I falsi perfetti** sono prodotti che contengono gli stessi principi attivi e gli stessi eccipienti, nelle dosi giuste, che vengono correttamente confezionati ed etichettati.

Questi farmaci vengono definiti "falsi originali" in quanto la loro produzione avviene negli stabilimenti ufficiali all'estero e successivamente vengono importati in Italia in modo illecito.

**I falsi imperfetti** sono prodotti che contengono gli stessi principi attivi e gli stessi eccipienti, ma non nelle dosi esatte e le formule non rispettano le caratteristiche dichiarate.

Per capire meglio: i farmaci sono identici nella composizione e nell'aspetto agli originali, ma privi di efficacia terapeutica che è riconducibile alla mancanza di principio attivo. Questo causa problemi molto seri a chi li assume. In alcuni casi anche la morte.

**I falsi criminali** sono prodotti che all'apparenza sono simili a quelli autentici, ma senza il principio attivo, che lo sostituiscono, spesso, con sostanze nocive alla salute. Da qui il termine "criminali". Chi produce questo tipo di medicinali ha deciso di puntare su quelli salvavita, che essendo molto costosi essi ricavano enormi guadagli. Chi si trova ad acquistare simile schifezza, crede di aver trovato il farmaco costoso ad un prezzo basso ma prende, invece, la peggiore delle fregature:

- butta il proprio denaro

- rischia di assumere farmaci scaduti

- rischia la tossicità

- non cura adeguatamente la malattia

- rischia l'evoluzione della patologia

- rischia la morte per non aver assunto il principio attivo per malattie per le quali non è prevista la sospensione

La probabilità di ritrovarsi tra le mani delle pillole senza principio attivo dovrebbe dissuadere sufficientemente gli acquirenti, eppure sono milioni le scatole di medicinali adulterati che vengono venduti on-line.

I criminali sanno bene che la rete internet è piena di sprovveduti alla ricerca dell'affare. Farlocchi e maghi internauti pronti a comprare pillole che nelle farmacie richiederebbero la ricetta e l'esborso di una somma maggiore.

La pericolosità consiste nella manipolazione ingannevole di tali farmaci che alla loro origine si pongono come autentici sia nell'aspetto esteriore che nell'efficacia terapeutica.

La distribuzione dei farmaci contraffatti in Europa ha ormai interessato tutti gli Stati. Nel nostro Paese la situazione è ancor più allarmante perché ci sono segnalazioni di coinvolgimento finanche nella produzione di farmaci falsi. Ci sono state recenti episodi di cronaca che hanno riguardato alcune inchieste aperte dalle autorità giudiziarie sulla produzione locale di alcuni medicinali contraffatti e di importazioni di un numero considerevole di farmaci falsificati.[9]

---

[9] European Federation of Pharmaceutical Industries and Associations. Position Paper, Response to Commission's Green Paper on Combating Counterfeiting and Piracy in the Single Market. 1999.

Un farmaco senza alcun principio attivo causa una ridotta o un'assenza di efficacia terapeutica. Le conseguenze dipendono dal tipo di malattia del paziente che assume tali medicinali. Per esempio si possono ricordare le decine di gravidanze indesiderate provocate da medicinali contraccettivi senza principio attivo venduti in America Meridionale. Ricordiamo i tanti morti in Cambogia causati dai medicinali per la malaria adulterati. Oppure il caso dei falsi vaccini antimeningite che causarono migliaia di morti nel Niger.

Non deve essere sottovalutata la pericolosità dell'uso di medicinali preparati con principi attivi di basso costo, o assenti del tutto. La mancata purezza di sintesi dei medicinali possono provocare il fallimento della terapia per il quale il farmaco viene prescritto, oppure possono provocare intolleranze con altre terapie in uso in quel momento. Spesso le confezioni dei medicinali contraffatti interagiscono con le compresse alterando la purezza della qualità, rilasciando sulla superficie del medicinale sostanze tossiche contenute all'interno delle plastiche dei blister. Anche i

contenitori in vetro dei medicinali falsi com-

promettono la qualità del liquido all'interno,

facendo evaporare il contenuto o consentendo

la contaminazione microbica dall'esterno. Il

pericolo è ancora maggiore in fatto di sterilità

quando si tratta di medicinali da sommini-

strare per via intramuscolare o endovenosa.

Ci sono pericoli anche per il modo di conser-

vazione delle medicine. Il viaggio dei farmaci

fake avviene in condizioni pietose, stivati in

navi per settimane, senza alcuna cura per le

escursioni di temperatura che subiscono. La

perdita di qualità dipende dal tipo di farmaco

ed è tanto maggiore quanto più il medicinale

è sensibile alle condizioni ambientali di umi-

dità, luce e temperatura.

L'illegalità non riguarda soltanto i prodotti

medicinali ma interessa anche la falsifica-

zione della documentazione di viaggio e i

controlli alle dogane.

Chi trae beneficio maggiore da queste atti-

vità sono le organizzazioni criminali, poiché

spesso la produzione di farmaci fake è collo-
cata nei paesi dove le leggi in materia di pro-
tezione della proprietà intellettuale sono su-
perficiali.[10] Queste attività criminose rappresentano bassi rischi con ritorni economici ele-
vati.

Per acquistare farmaci falsi non servono ri-
cette mediche, quindi il fattore rischio aumenta notevolmente in quanto non ci sono
medici che possono dare indicazioni in base

---

[10] Istituto Interregionale delle Nazioni Unite.

all'evoluzione della malattia e modificando,

semmai, la posologia da assumere. Vendere

farmaci per i quali occorre la prescrizione

medica è un reato grave. Ci sono medicine,

come gli ansiolitici, come la morfina o la co-

deina che danno dipendenza perché conten-

gono sostanze narcotiche.

Sono state rintracciate, per esempio, dalla

polizia Svedese, confezioni di OxyContin,[11]

contraffatte. Dalle analisi sulle compresse è

---

[11] Forte analgesico a base di ossicodone per chi ha problemi respiratori, come l'ostruzione cronica dei polmoni.

risultato che contenevano quantità di derivati fentanilici che sono sostanze oppiacee 100 volte più potenti della morfina. Chi le assume rischia gravi intossicazioni potenzialmente letali per depressione respiratoria, specialmente se l'utilizzatore non è abituato a fare uso di droghe. Sciroppo per la tosse contraffatto, addolcito con glicol dietilene, un solvente industriale usato negli antigelo per i motori. Un veleno mortale che ha provocato a Panama una serie di decessi, costringendo il governo cinese ad aprire un'indagine sull'azienda che ha venduto il prodotto, sco-

prendo che è stato il cliente di Panama a usare

la sostanza per farne lo sciroppo per la tosse.

Il *New York Times* ha scoperto che lo sciroppo

contraffatto viaggia senza essere ispezionato

dai funzionari doganali, confuso da bolle di

carico contraffatte più volte lungo il tragitto.

Gli ispettori alle dogane non hanno strumenti

adatti per scoprire l'inganno del prodotto.

Dalla Russia alla Cina, dal Brasile all'India

partono le principali forniture di farmaci con-

traffatti per tutto il mondo.

Latte in polvere per neonati proveniente dalla Cina ha provocato la morte di 14 bambini e la condanna a morte di Zheng Xiaoyu, direttore dell'Agenzia per il controllo del farmaco che si è lasciato corrompere autorizzandone la commercializzazione.

L'eparina[12] adulterata e messa sul mercato parallelo ha causato ben 574 danni di salute a pazienti ignari e almeno 81 morti.[13]

---

[12] Farmaco anticoagulante, considerato tra i più efficaci e sicuri nel sistema sanitario.
[13] Food and Drug Administration.

Tutti i farmaci antiobesità promettono la riduzione del peso corporeo e il ritorno alla normalizzazione dei problemi cardiovascolari. Però la maggior parte dei farmaci antiobesità non sono stati mai approvati. Molti sono stati addirittura ritirati dal mercato, per ragioni legate ai gravi effetti collaterali che compromettevano la salute. La domanda di questo tipo di medicinali è forte, e la criminalità ha pensato subito di produrre questo tipo di farmaci da proporre agli incauti acquirenti della rete.

Negli ultimi 4 anni si è avuto un fortissimo aumento di farmacie on-line fake che propongono medicinali per ogni malattia, compresa l'obesità. Si sono avuti subito gli effetti negativi di questi falsi. 23 ricoveri per epatotossicità di grave livello e un decesso di un ragazzo di appena 18 anni.[14]

Una direttiva del Parlamento europeo ha regolamentato – con lo scopo di rafforzare – gli scambi di prodotti farmaceutici tra gli stati

---

[14] FDA.

membri e per quanto riguarda l'importazione.

La direttiva ha previsto l'aumento dei controlli sulla qualità dei principi attivi e anche di alcuni eccipienti. Ha imposto ulteriori obblighi ai grossisti e ai brokers[15] farmaceutici.

Applicazione di requisiti di sicurezza sui medicinali a rischio di falsificazione. Rafforzamento delle ispezioni nelle farmacie e nei depositi di stoccaggio merci.

---

[15] Intermediari.

Mancano però le direttive ai consumatori, che dovrebbero essere assistiti nell'individuare i siti web che vendono legalmente medicinali. Dovrebbero organizzare campagne di sensibilizzazione per avvertire dei rischi dell'acquisto di farmaci da fonti illegali. Creare delle black list nelle quali convogliare i tanti siti web fake di farmaci. Si dovrebbero mettere in sicurezza le catene di distribuzione, integrando tecnologie di codifica e serializzazione su ogni confezione. I farmaci dovrebbero essere personalizzati con un codice al fine di garantirne la tracciabilità. Cooperare

con altre nazioni lottando insieme contro la

contraffazione e altre attività farmaceutiche

illecite, come i furti di medicinali, che negli

ultimi anni sono inspiegabilmente decupli-

cati. Monitorare la rete web al fine di oscu-

rare i siti che vendono farmaci contraffatti.

Infine bisogna inculcare la consapevolezza

agli acquirenti, che la rete web non è un luogo

sicuro per acquistare i farmaci.

Oltre al Cialis, al Viagra e al Levitra che

risultano essere tra i farmaci più falsificati in

assoluto, ci sono gli steroidi anabolizzanti usati dagli sportivi, ormoni della crescita usati a scopo doping. Sono notevolmente aumentati i farmaci fake per il dimagrimento. Sono stati rinvenuti in Germania e in Romania[16] confezioni di Pegasys[17] senza principio attivo. Confezioni di Viread[18] rinvenute in Germania e pronte per l'espatrio da un importatore parallelo.

---

[16] AIFA. Dossier del 29 maggio 2015 sulla contraffazione farmaceutica e importazioni illegali.

[17] Farmaco contenente peginterferone alfa-2°, in soluzione intramuscolare, usato per curare l'epatite cronica B e C.

[18] Antiretrovirale che viene usato per l'AIDS.

Confezioni di Botox[19]falsificati ritrovati in Ucraina e pronti per essere esportati chissà in quale paese. La Sibutramina[20] di per se è già un farmaco molto pericoloso da assumere, per via dei tanti effetti collaterali che produce, ma quella falsificata incrementa sui pazienti i danni ancora di più.

La mancanza di principio attivo è la sostanza biologica che maggiormente viene ri-

---

[19] Farmaco usato nella chirurgia estetica per eliminare le rughe.
[20] Farmaco usato per il trattamento dell'obesità.

scontrata nei medicinali falsificati. Special-

mente nei farmaci costosi. Questo principio

attivo viene sostituito con altri principi diffe-

renti, oppure con sostanze inerti, che deter-

minano in tutti i casi il venir meno dell'ef-

fetto farmacologico atteso e desiderato. Si as-

siste a un vero e proprio fallimento terapeu-

tico. Poi si riscontra la presenza di sostanze

nocive e la contaminazione con agenti pato-

geni.

Gli eccipienti contenuti e non dichiarati possono scatenare allergie, oltre a tanti potenziali effetti collaterali.

Il fenomeno degli acquisti di medicinali online ha assunto proporzioni preoccupanti per la salute di tutti i popoli del mondo.

Basta digitare "Viagra" su un motore di ricerca per venire a contatto con più di 400.000 risultati. Una ricerca effettuata dalla società "Google" ha rilevato che per tre anni "Viagra" è stata tra le parole più cercate. Considerando che le pillole blu sono costose e che quelle false non contengono il principio attivo, bisogna desumere che la criminalità che gestisce questo traffico illecito ne trae un guadagno enorme, ben più remunerativo della droga.

Per comprendere meglio il fenomeno, secondo la Ely Lilly and Company,[21] partendo da un capitale di 1000 dollari investiti dalle organizzazioni criminali, la produzione di

---

[21] Azienda farmaceutica con sede a Indianapolis (USA). Con uffici in 125 paesi del mondo.

farmaci contraffatti può portare a un guadagno di circa 500.000 dollari. Volendo fare un paragone con la droga, la vendita di eroina produrrebbe un guadagno di 20.000 dollari. La falsificazione dei farmaci, dunque, frutta ai criminali 50 volte più della droga.

Questa è la ragione che spiega la nascita di migliaia di aziende fantasma nel mondo che producono farmaci contraffatti.

Domenico Di Giorgio, coordinatore anti-contraffazione dell'AIFA dichiara che il 99% delle farmacie nella rete web sono illegali. Di questo 99%, la metà vende medicine falsifi-

cate e quelle che non sono autorizzate in Ita-

lia, l'altra metà invece si occupa solo di truf-

fare i compratori. La falsificazione dei medi-

cinali può coinvolgere oggi nuove tipologie

di farmaci.

I ricercatori del NHS Teaching Hospital Bri-

tannico hanno messo a punto 12 linee guida

affinché le farmacie sul territorio – e nel

tempo anche quelle ospedaliere e quelle on-

line – possano riconoscere l'autenticità dei

farmaci. È una tecnologia di autenticazione

sviluppata da Aegate.[22] Il controllo verifica se

il prodotto è originale, se è stato rubato, se è

scaduto e se è stato richiamato. Inoltre tiene

la tracciabilità di tutti i passaggi della filiera

del farmaco, dall'azienda al grossista, fino

alla vendita in farmacia. In sintesi il software

controlla, verifica e compara il codice sulla

confezione con il prodotto originale, con il

lotto di produzione e stabilisce in meno di un

---

[22] Azienda che dispone di tecnologia per verifica ottica per la lotta alla contraffazione e alla manipolazione dei medicinali.

secondo se quel medicinale è idoneo alla vendita al pubblico. Il bollino sulle confezioni saranno a prova di manomissioni Tutte le farmacie europee, già da dicembre 2018 sono state obbligate a dotarsi di strumenti idonei all'identificazione dei farmaci attraverso dei matrix code.

Ricordiamo che le farmacie on-line possono vendere solo medicinali da banco. Inoltre devono essere certificate e devono possedere un logo che dimostri l'idoneità alla dispensazione dei farmaci, oltre all'obbligo di mostrare la bandiera della nazione che ha rilasciato la certificazione.

Ha dichiarato Graham Smith, Direttore Commerciale di Aegate: "Abbiamo lavorato con le farmacie ospedaliere per un certo periodo per aiutarli a comprendere le implicazioni della direttiva sulle loro attività. I flussi di lavoro nelle farmacie ospedaliere possono essere estremamente complessi e rappresentano ambienti eterogenei: essere pronti per tempo è "cruciale". Siamo impegnati a lavorare con le farmacie ospedaliere di tutta Europa e abbiamo già costruito relazioni di successo, in particolare in Germania.

Speriamo vivamente di essere in grado di annunciare ulteriori studi pilota nel prossimo futuro".

# Gli integratori

Un integratore non è un farmaco, per cui non può vantare effetti terapeutici. Non può curare né guarire dalle malattie. Per essere venduti devono superare delle procedure semplificate rispetto ai medicinali. Basta quindi la dimostrazione che non facciano male alla salute. Nella pratica, questo significa che non devono dimostrare l'efficacia. Per questo motivo gli scaffali sono pieni di integratori di ogni tipo. Fantasticherie di sostanze sulle quali assicurano effetti benefici, ma che in realtà non servono a niente.

Vitamine, antiossidanti, acido folico, sali minerali, stimolanti, dietetici, arricchitori, fermenti lattici, steroidi anabolizzanti.

Poi ci sono i prodotti per le palestre che spesso contengono anfetamine pericolose per l'organismo e altre sostanze proibite non riportate in etichetta. Tanti effetti benefici en-

fatizzati che poi nella realtà non sono mai

stati verificati. Effetti non dimostrabili da ri-

cerche scientifiche di laboratori riconosciuti.

Anzi, in molti casi si è assistito a effetti dan-

nosi per la salute anche molto gravi.

Il New York Times ha dimostrato che gli

integratori contengono componenti non ripor-

tati negli ingredienti e soprattutto vietati. In

effetti le sostanze che dovrebbero portare ef-

fetti positivi sulla saluta, portano, il più delle

volte, danni collaterali.

L'olio di pesce, per esempio, che riporta in etichetta che è ricco di omega-3, contiene invece una dose minore o addirittura non contiene affatto acidi grassi polinsaturi essenziali.

Non è però dimostrato che gli integratori alimentari apportino utilità alla salute, anzi, spesso l'abuso di arricchitori vitaminici o proteici creano danni alle ossa, al fegato, e aumentano del 20% i rischi di ictus, infarti e problemi alle valvole cardiache.

La Food and Drug Administration ha ordinato alle aziende che producono integratori di ritirare dalla vendita alcuni prodotti, in quanto nei laboratori hanno trovato tracce di molecole illegali e pericolose nella loro composizione, spesso arricchiti da additivi scadenti.

Così anche l'omeopatia si è dimostrata inefficace[23] al punto che non vi è differenza tra assumere un prodotto omeopatico e un placebo.

---

[23] Ricerca effettuata dalla rivista medica "The Lancet" nel 2005.

Mancanza di prove scientifiche certificate e affidabili che dimostrano l'efficacia. Esattamente la stessa conclusione a cui nel 2015 era giunto il National Health and Medical Research Council, l'istituto australiano di ricerca medica che ha portato a termine il più grande studio scientifico mai realizzato sull'omeopatia, affermando che non è efficace per il trattamento di alcuna malattia. In Italia invece possono essere venduti in farmacia nonostante non vi sia una normativa che dichiari l'efficacia. I farmacisti possono an-

che consigliare i prodotti omeopatici.

Al meeting annuale dell'Associazione

Americana per la ricerca sul cancro sono stati

presentati i risultati di uno studio che mettono

in guardia da un pericolo ancora più serio:

l'abuso di integratori vitaminici fa aumentare

il rischio di contrarre il cancro.[24] In effetti

---

[24] Tim Byers, direttore del Cancer Center all'Università del Colorado.

l'eccessiva assunzione di vitamine, integra-

tori o sali minerali aumenta il rischio di am-

malarsi.

Uno studio effettuato da alcuni ricercatori

dell'Università del Colorado[25]evidenzia il pe-

ricolo esponenziale della salute umana con

l'uso ripetuto di questi prodotti. Tutte le vi-

tamine sintetiche e gli integratori sono poten-

zialmente pericolosi. Sui meccanismi che re-

golano la nutrizione sappiamo molto poco.

---

[25] Tim Byers professore alla guida di un team di ricercatori dell'University of Colorado.

Sono prodotti spacciati come elisir di salute ma non è vero, anzi, sappiamo che possono essere pericolosi. Le case farmaceutiche non vogliono che si considerino farmaci – come ad esempio succede in Germania – e pretendono che si considerino alimenti solo quando conviene. La pubblicità è inequivocabilmente ingannevole, ma le aziende continuano a reclamizzare esclusivamente il lato benefico degli integratori, nascondendo i pericoli a cui i consumatori possono incorrere. Non vi è una regolamentazione che vieti la pubblicità. È un mercato che muove 2 miliardi di euro solo in Italia.[26]

A tutto questo aggiungiamo che gli integratori, i sali minerali e le vitamine acquistate in rete sono spesso contraffatte. Questa pratica illegale viene maggiormente sostenuta dalla mancanza di studi sui prodotti per stabilirne l'efficacia e non vi è regolamentazione. Quindi comprando on-line una scatola di vi-

---

[26] Istituto di ricerca Nielsen Market Track Healthcare.

tamine, rischiamo di ottenere doppia frega-

tura: costa la metà o ancor meno dell'equiva-

lente in farmacia, non sappiamo nemmeno se

stiamo ingoiando un placebo o qualcosa che

può nuocere all'organismo.

Farmaci contraffatti

# Nutrition fake

Non bastavano i farmaci contraffatti venduti on-line, ma ci tartassano con fake news di improbabili ritrovati alternativi che curano malattie molto serie di cui soffrono anche gli adolescenti, i quali, essendo abituali utilizzatori della rete internet, vengono adescati facilmente. Come l'allarme lanciato dalla società scientifica di diabetologia e dalle asso-

ciazioni di giovani pazienti diabetici, contro

coloro che affermano di poter curare il dia-

bete di tipo 1 (insulinodipendente) con una

dieta arricchita da integratori. Il rischio di

andare in coma per quei pazienti diabetici che

si affidano alle *fake farm* è molto elevato. È

una dieta che viene pubblicizzata anche sui

social network, luogo molto frequentato pro-

prio dai giovani.[27]

---

[27] Adriano Panzironi, giornalista incriminato per aver messo in pericolo la salute dei pazienti.

L'associazione Italiana di Dietetica e Nutrizione lancia anch'essa un appello alle autorità affinché stronchino il fenomeno. La stessa associazione che aveva già denunciato la dieta del farmacista Lemme per incapacità di apportare migliorie e di instaurare solo false speranze nei pazienti affetti da obesità, oltre al dispendio di una somma di denaro inutile.

Anche la dieta a regime paleodietetico che promette di vivere fino a 120 anni si è rivelata essere una notizia *fake*. Ha puntato il dito minaccioso Lorenzo Piemonti, direttore dell'istituto di ricerca sul diabete del San

Raffaele di Milano, con una lettera aperta,

smontando scientificamente le tesi di questo

metodo che promette di vivere a lungo elimi-

nando i carboidrati, e di guarire del tutto da

patologie croniche come il diabete mellito e

l'Alzheimer.

Dichiara Barbara Paolini, vicesegretaria

Adi, che dietro alle nutrition fake, cioè i falsi

programmi di dimagrimento c'è un enorme

business di beveroni, integratori e pasti sosti-

tutivi privi di validità, e il rischio maggiore è

quello dei giovani in quanto utilizzatori dei social network.

«Diffidate di chi vi propone miracoli commercializzando qualcosa» Sono le prime regole da seguire secondo gli esperti che abbiamo seguito al Festival della Scienza Medica di Bologna tenutasi a maggio 2018. Tre sono le domande fondamentali: Promette risultati improbabili? La posso seguire tutta la vita? Costa in più di una normale dieta?[28]

---

[28] Cheek list proposta da Silvana Hrelia, docente di Biochimica alla scuola di Farmacia, Biotecnologia e Scienze Motorie dell'Università di Bologna.

A seconda delle risposte si capisce se la dieta è valida oppure no. Una dieta estrema è sempre rischiosa, anche se è vegana o crudista.

I primi 10 risultati di una dieta su un motore di ricerca della rete sono fake news. Diete che promettono di perdere 9 chili in 17 giorni, senza effetti collaterali, senza sport, e in modo sano e naturale. Nessuna dieta seria prevede l'acquisto di qualcosa che non sia un prodotto da supermercato. I social network sono un martellamento continuo con le *nutri-*

*tion fake.* Diete dannose per la salute, fraudo-

lente per i costi e intolleranti per l'inganno.

Tutto creato con l'intento di fregare gli in-

cauti acquirenti: pavoneggiano diete che

hanno raggiunto risultati eccellenti, facendo

nomi di persone famose (spesso ignare) che si

sono sottoposte raggiungendo risultati eccel-

lenti. Aggiungono link che dirottano i curiosi

su siti creati di proposito per approfondire gli

inganni e poi alla fine propongono una dieta

costosa e spesso rifilano anche un libro.

Il giro d'affari è colossale: 55 miliardi di dollari a livello globale. Nonostante siano tantissimi gli incauti acquirenti che sono stati fregati, il mercato non accenna a ridursi, alimentato da un ambiente che favorisce l'obesità e da una pressione sociale che vuole tutti magri.

In questo clima di confusione, dove chiunque elargisce consigli e indicazioni dietetiche, spesso molto fantasiose e talora anche pericolose, come si può individuare l'esperto giusto a cui affidarsi?

Stiamo assistendo ad una deriva antiscientifica che mira a dissuadere dalla necessità di promuovere protocolli di efficacia dimostrata a favore di una pseudoscienza presentata come soggettiva, emozionale e contro-fattuale. Una dieta efficace dovrebbe tener conto dell'estrema complessità dei fattori che ruotano intorno all'alimentazione e alla modifica comportamentale. In altre parole, uno specialista che ritiene di risolvere l'eccesso di peso prescrivendo la propria dieta, sta promuovendo una *nutrition fake*.

È cessato il mito della razionalità cristallina, dove se una teoria si scontra con un fatto si cambia la teoria e non si sminuisce il fatto. Ora bisogna fare i conti con il fantastico e persino con il metafisico.

I Cyber criminali delle *nutrition fake* dovrebbero essere incriminati per "circonvenzione di inesperti" poiché nel vendere medicinali sottobanco vi è un abuso dei bisogni e della non competenza, al fine di procurarsi un profitto, creando danni agli acquirenti. Sono un attentato alla salute pubblica e individuale e a pagarne le conseguenze più gravi sono i pazienti. Affidarsi a questi sistemi non li aiuterà a risolvere il problema, innescando un circolo vizioso in cui sfiducia e senso di fallimento li indurrà, in estremo, a rinunciare ad intraprendere modelli di cura più efficaci e sicuri, accentuando il rischio di patologie correlate all'eccesso di peso, con un aumento del costo economico personale e del Sistema Sanitario Nazionale.

Inoltre, le strategie di marketing di questi prodotti si riferiscono al problema peso come scelta personale, trasmettendo immagini e slogan che legano al dimagrimento la chiave per avere successo nella società. È un sistema che preme sul senso di colpa e sulla paura, danneggiando l'autostima delle persone con eccesso di peso e perpetuano stereotipi negativi.

Bisognerebbe affidare la propria salute a degli esperti medici: ma qual è la differenza tra dietologo, dietista e biologo nu-

trizionista? Tre figure professionali spesso

confuse tra loro, ma che in realtà hanno

formazioni molto diverse. Il dietologo o

nutrizionista clinico è un medico, con una

laurea di sei anni in medicina e in più una

specializzazione in nutrizione clinica e

scienza dell'alimentazione.

Prescrivere una dieta è un atto terapeu-

tico riservato solo ai medici. Il dietista è il

professionista sanitario che elabora le diete

previa prescrizione da parte di un medico.

Il biologo nutrizionista può elaborare profili nutrizionali per migliorare lo stato di un paziente ma non può visitare e non può fare diagnosi né prescrizioni terapeutiche.

Nel 2016 Google ha bloccato 68 milioni di annunci riguardanti farmaci o integratori illegali. Lo ha reso noto la società nel rapporto annuale sull'attività di vigilanza sulla pubblicità illegale. Nel complesso, in dodici mesi il motore di ricerca ha bloccato 1,7 miliardi di annunci pubblicitari, di cui, appunto 68 milioni riguardanti prodotti farmaceutici vietati, ben sei volte di più rispetto all'anno precedente.

Quasi 80 milioni di annunci bloccati per aver ingannato, sviato e scioccato gli utenti. Sempre nel 2016, rileva il rapporto, sono stati 47 mila i siti perseguiti per truffe su prodotti o programmi diretti alla perdita di peso e 6 mila siti e relativi account sospesi perché tentavano di vendere prodotti contraffatti.

Rimedi miracolosi per dimagrire (fino a 20 chili in tre giorni), terapie rivoluzionarie per le malattie rare, creme promettenti per combattere la disfunzione erettile. Sono solo alcuni esempi dei farmaci illegali pubblicizzati in rete. Un fenomeno che ha spinto il più grande motore di ricerca, Google, a innalzare il livello di guardia.

Tra le "trappole" per attirare gli utenti di internet, le pubblicità che si "auto-cliccano" su smartphone e tablet: 23 mila rilevate e bloccate. Anche i "tabloid cloakers", cioè la pubblicità mascherata da articoli di giornale su un sito di notizie: 1300 account

bloccati.

Twitter, Google, Facebook e altre piatta-

forme on-line hanno annunciato misure per

arginare il fenomeno dei venditori di *nutri-*

*tion fake*, sottoscrivendo un Codice di con-

dotta contro l'inquinamento di false notizie

o disinformazione, comprese quelle che ri-

guardano la salute.

# Pillole dell'amore

Le farmacie illegali sulla rete dilagano folle-
mente perché producono un giro d'affari
enorme, che non ha paragoni con altri prodotti
falsi o illegali. Soltanto nel 2016 le autorità
competenti hanno individuato e fatte chiudere
20.000 farmacie on-line.

Dice Vincenzo Mirone, segretario della Società Italiana di Urologia che in questo fiume

illegale di falsi medicinali, quelli più venduti sono le pillole contro la disfunzione erettile. Basta pensare che il 60-70% del mercato della contraffazione dei farmaci riguarda la pillola dell'amore. Nella top list seguono i farmaci antitumorali e gli anabolizzanti – osserva sempre Mirone – che sono prodotti non puri e possono contenere tracce di altri principi attivi che mettono a rischio la salute, come, per esempio, gli ipoglicemizzanti trovati in alcune pillole blu analizzate. Ma anche mattoni polverizzati, acido borico, talco, polveri di cemento, di gesso, arsenico e finanche veleno

per topi. Il 25% delle pillole analizzate non

contiene nessun principio attivo, ma anche

nei casi in cui il principio attivo ci fosse, il

dosaggio non è mai corretto. Soltanto una pil-

lola su dieci di Viagra, Cialis o Levitra com-

prate online contiene una quantità di princi-

pio attivo che possiamo ritenerlo accettabile.

I numeri diffusi dall'Agenzia Italiana del

Farmaco insieme all'Università La Sapienza

di Roma sono stupefacenti. Sono in forte aumento coloro che si dichiarano pronti a comprare farmaci online. Il 40% degli italiani acquisterebbe tranquillamente online, considerando il web un canale sicuro per procurarsi medicine. Inconsapevoli del fatto che le poche farmacie online accreditate dal Ministero vendono soltanto prodotti da banco, riconoscibili da un bollino che garantisce il requisito dell'accreditamento.

Antonello Mirone, presidente della Federfarma dichiara: «Manca la consapevolezza dei rischi che si corrono acquistando farmaci on-

line. I prodotti acquistati tramite canali ille-

gali sono molto pericolosi per la salute, in

quanto vengono prodotti in capannoni non

sottoposti ad alcun controllo.

I farmaci analizzati a seguito di sequestri mo-

strano sempre anomalie e alterazioni che ne

compromettono l'efficacia ma soprattutto la

sicurezza dell'uso. Al contrario, la rete pro-

duttiva di trasformazione e di distribuzione

tradizionale è sottoposta a controlli rigidi su

tutta la filiera».

Questo mercato della contraffazione è in pieno sviluppo e le farmacie online aumentano ogni giorno. Un fenomeno difficile da isolare.

Di queste farmacie solo una su cento è legalmente autorizzata.[29]

Nel 2016 fu fatta un'operazione di controllo in 13 aeroporti italiani che portò, in una sola settimana, all'individuazione di 1271 spedizioni illegali sequestrando ben 80mila

---

[29] Stime effettuate dall'Aifa.

confezioni di imitazioni di medicinali perico-

losi per la salute.

Nella sola Europa in un anno i consumatori

della rete hanno destinato 9 miliardi di euro

per comprare il falso. Ma non solo, gli acqui-

renti digitali sono così convinti di aver speso

bene il denaro che sono disposti a spendere

40 miliardi se si presentassero condizioni par-

ticolarmente vantaggiose. Però c'è da fare

una precisazione sull'incauto acquisto: un ti-

zio che compra in un vicoletto di Napoli un

Rolex a 50 euro, non può definirsi propria-
mente inconsapevole. Lo stesso vale per il
Viagra, Cialis e Levitra che costano circa 50
euro a confezione da quattro pillole in farmacia.

Chi volesse verificare l'affidabilità di una
farmacia on-line o di un medicinale può con-
sultare il sito www.fakeshare.eu.

Anche nei sexy shop vendono Viagra e simili. Li acquistano online o da importatori
orientali e poi li rivendono a clienti ignari.
Provengono quasi sempre dall'India e dalla

Cina, e vengono smerciati illegalmente senza

nessun controllo medico.

La Guardia di Finanza di Ravenna ha arrestato

un commerciante all'ingrosso di Pordenone

che riforniva 28 sexy shop in tutta Italia di

10.000 confezioni di Viagra, Cialis, Lido-

caina spray e dosi di doping Nandrolone con-

traffatti. Un vero e proprio mercato parallelo

di medicinali illegali, realizzato da soggetti

non autorizzati e privi di conoscenze medi-

che.

Farmaci contraffatti

# Farmaci falsi anche in farmacia

In vendita nei canali ufficiali finiscono anti-

tumorali, antidolorifici ed anche antibiotici

senza alcun principio attivo.

Anche la Geymonat, l'azienda farmaceutica

italiana con sede ad Anagni, in provincia di

Frosinone ha prodotto e poi venduto medici-

nali contraffatti. I Carabinieri del Nas di La-

tina hanno arrestato tre dirigenti della nota

casa farmaceutica con l'accusa di aver pro-

dotto e commercializzato su scala nazionale

il farmaco per le infezioni alle vie respirato-

rie per uso pediatrico, deliberatamente con-

traffatto. Il farmaco in questione è l'Ozopul-

min supposte bambini, ma i Nas hanno seque-

strato altri 9 farmaci della stessa azienda in

via cautelativa,[30] ma dopo le analisi li hanno

ritirati dal mercato perché ritenuti tutti con-

traffatti.

---

[30] Farmaci contraffatti: Alvenex, Gastrogel, Sucrate, Intrafer, Nabuser, Citogel, Ecomì, Venosmine, Test Enant.

Dalle indagini è emerso che nel farmaco era stato inserito – al posto del principio attivo – la trementina, normalmente usata nei cosmetici e negli integratori alimentari, ma in sostanza inefficace dal punto di vista farmaceutico.

Anche l'ex farmacia Caiazzo di Milano, che ora ha cambiato nome in "Farmacia Fiduciaria Milano 1907" nel suo titolare Giammassimo Giampaolo, ha trafficato farmaci contraffatti ottenuti dalla 'ndrangheta e dal suo ex socio Strangio, sottoposto a indagini della Dda per riciclaggio di denaro proveniente da attività illecite di farmaci illegali della criminalità organizzata calabrese.

Il sequestro di farmaci contraffatti più spettacolare è quello avvenuto ad aprile 2013 in 23 nazioni africane: più di un miliardo di medicinali contraffatti, fra cui 550 milioni di dosi di antibiotici, antidolorifici, farmaci contro la pressione alta e finanche per il diabete.[31]

---

[31] Notizia divulgata dal quotidiano L'Espresso il 16 settembre 2013.

Il livello di sofisticazione della contraffazione farmaceutica, soprattutto quella pensata per il mercato dei paesi occidentali, è ormai tale che i controllori fanno fatica a stare al passo. «La crisi provoca la chiusura degli stabilimenti di produzione farmaceutica e i macchinari con cui si producono i farmaci vengono messi in vendita senza che siano in alcun modo tracciati».[32] Ha aggiunto il direttore: «È facile quindi per le organizzazioni

---

[32] Convegno Fakecare (progetto europeo dedicato alla lotta al commercio di farmaci falsi), Domenico Di Giorgio, direttore dell'unità per la prevenzione alla contraffazione dell'Aifa.

criminali comprare quelle stesse macchine con cui venivano realizzati legalmente i farmaci per produrne invece i falsi».

## La mano della 'ndrangheta sui farmaci

Il mercato farmaceutico ha attirato gli interessi delle mafie di tutto il mondo e l'Italia – paese mafioso per antonomasia – non poteva non essere presente in prima fila.

Oggi c'è il *parallel trade*, cioè la libera circolazione di un medicinale autorizzato nel mercato europeo. Questo meccanismo si verifica con i farmaci antitumorali, il cui acquirente è la Germania, dove i prezzi sono molto più alti che in altri paesi europei. In questo contesto si inserisce la 'ndrangheta che in fatto di allacci internazionali non è seconda a nessuno, con basi strategiche in tutto il mondo. In questo caso tra la Calabria e la Germania. Cosa fa la 'ndrangheta? Forma un commando, assale i tir per strada o le dispense ospedaliere, porta via i farmaci antitumorali e li vende a Berlino in Germania a prezzi altissimi direttamente agli ospedali e alle cliniche che hanno problemi di budget.

Passando attraverso compiacenti prestanomi

in Grecia e Turchia per perdere la tracciabi-

lità, e poi presso filiali fittizie a Cipro, Un-

gheria, Lettonia, Romania, Slovacchia e Slo-

venia per l'emissione di fatture, reimmettono

così i medicinali rubati nel circuito ufficiale

farmaceutico. In alcuni casi i medicinali ven-

gono etichettati nuovamente per mascherare

la provenienza, in altri casi vengono ceduti

così come sono, garantiti dalla mancanza di

intercettazione degli organi di polizia che potrebbero scoprire i codici identificativi sulle confezioni.[33]

Secondo uno studio dell'Università Cattolica Sacro Cuore di Milano e l'Università di Trento, in Italia un ospedale su 10 ha registrato furti di farmaci, e un furto su due sono confezioni di antitumorali.

La Società italiana di Farmacia Ospedaliera e dei servizi Farmaceutici delle Aziende

---

[33] Elena Testi, giornalista de L'Espresso.

ospedaliere è convinta che dietro ai furti di

farmaci vi sia la mano della criminalità orga-

nizzata. Già tempo fa il clan camorrista Lic-

ciardi si occupò di furti di farmaci da alcuni

depositi ospedalieri. Reato emerso da inter-

cettazioni durante un'inchiesta della Dda di

Bologna.

Troppi furti in serie avvenuti nelle farmacie

ospedaliere hanno messo in allarme l'intero

sistema europeo farmaceutico. In Calabria,

nel dispensario Asp di Catanzaro i ladri hanno

agito indisturbati portando a compimento il

colpo in sei ore. Nessuno ha sentito niente, nemmeno i rumori di abbattimento del muro per entrare nella farmacia. Sapevano dove e cosa cercare. Ecco, quindi, i sospetti sulla criminalità organizzata calabrese.[34]

Il problema dei farmaci rubati porta con sé anche il rischio di spezzare la catena del freddo a cui sono sottoposti alcuni farmaci delicati e costosi. Ma non solo, possono esere contaminati, diluiti, eliminando il principio

---

[34] Pablo Petrasso, giornalista del Corriere della Calabria.

attivo, rendendo le cure completamente inu-

tili.

Farmaci contraffatti

# Conclusione

La contraffazione farmaceutica è nelle mani della criminalità organizzata, gente che non vive di scrupoli ma di denaro.

Non è pensabile riuscire a ricavarne qualcosa di buono da questo mondo sporco, messo su da uomini organizzati criminalmente e privi di umanità, per cui è categoricamente escluso che l'acquisto di medicine contraffatte possa in qualche modo produrre degli effetti vantaggiosi per gli acquirenti.

La preoccupazione più rilevante è che la maggior parte dei consumatori considera ancora la contraffazione come un male delinquenziale di minore entità, una forma leggera di crimine. In sostanza viene considerata in questo modo ingiustamente poiché gli obiettivi dei criminali non sono chiari, nonostante la gravità degli effetti collaterali sulla salute delle vittime della contraffazione.

La tecnica della falsificazione dei medicinali è andata man mano ad affinarsi sempre di più, da rendere più difficile il riconoscimento di un falso da un originale. Il giornale *Il Sole 24 ore* ha detto che i contraffattori conquistano una fetta sempre crescente di mercato, tanto che nel 2007 la quota dell'incremento dei falsi a livello mondiale ha raggiunto quasi il 2000%.

A Parigi, fin dal 1951, c'è il museo della contraffazione che espone appunto i prodotti falsificati con accanto i rispettivi originali per consentire ai visitatori di poterne valutare le differenze, prestando attenzione a quei dettagli impercettibili che rendono simili i due prodotti. In effetti il museo crea la consapevolezza del fenomeno della falsificazione e di tutte le relative conseguenze che sono difficili da contrastare. La Cina supera oltraggiosamente l'immaginabile in fatto di falsificazione: hanno avuto il coraggio di clonare i centri commerciali Ikea con dei falsi perfetti. Mobili, poltrone, tendaggi, matite e tutti i tipici ed esclusivi prodotti Ikea gialli e blu clo-

nati. Tutta la struttura – in un palazzo di 4

piani – anche la disposizione della merce è

modellata sui punti vendita dell'impresa sve-

dese. Ma a Kunming in Cina si osa tentare la

clonazione di negozi monomarca. Sono nati 5

Apple Store clonati talmente bene che nean-

che i commessi immaginavano che non fos-

sero impiegati Apple. False catene di McDo-

nald's e di prodotti sportivi, falsi concessio-

nari di auto. Questo è un nuovo fenomeno, si

è passati dalla sola contraffazione di prodotti

occidentali alla presentazione espositiva al

pubblico e alla commercializzazione diretta

negli stessi modi nei quali i prodotti vengono

presentati negli store ufficiali. La Cina intui-

sce che ha bisogno di grandi marchi nazionali

e il commercio è in allarme. Dal contenuto al

contenitore con l'approvazione dei clienti,

sotto gli occhi di tutti, senza che nessuno se

ne accorga.

# Indice

Finito di stampare nel mese di gennaio 2019